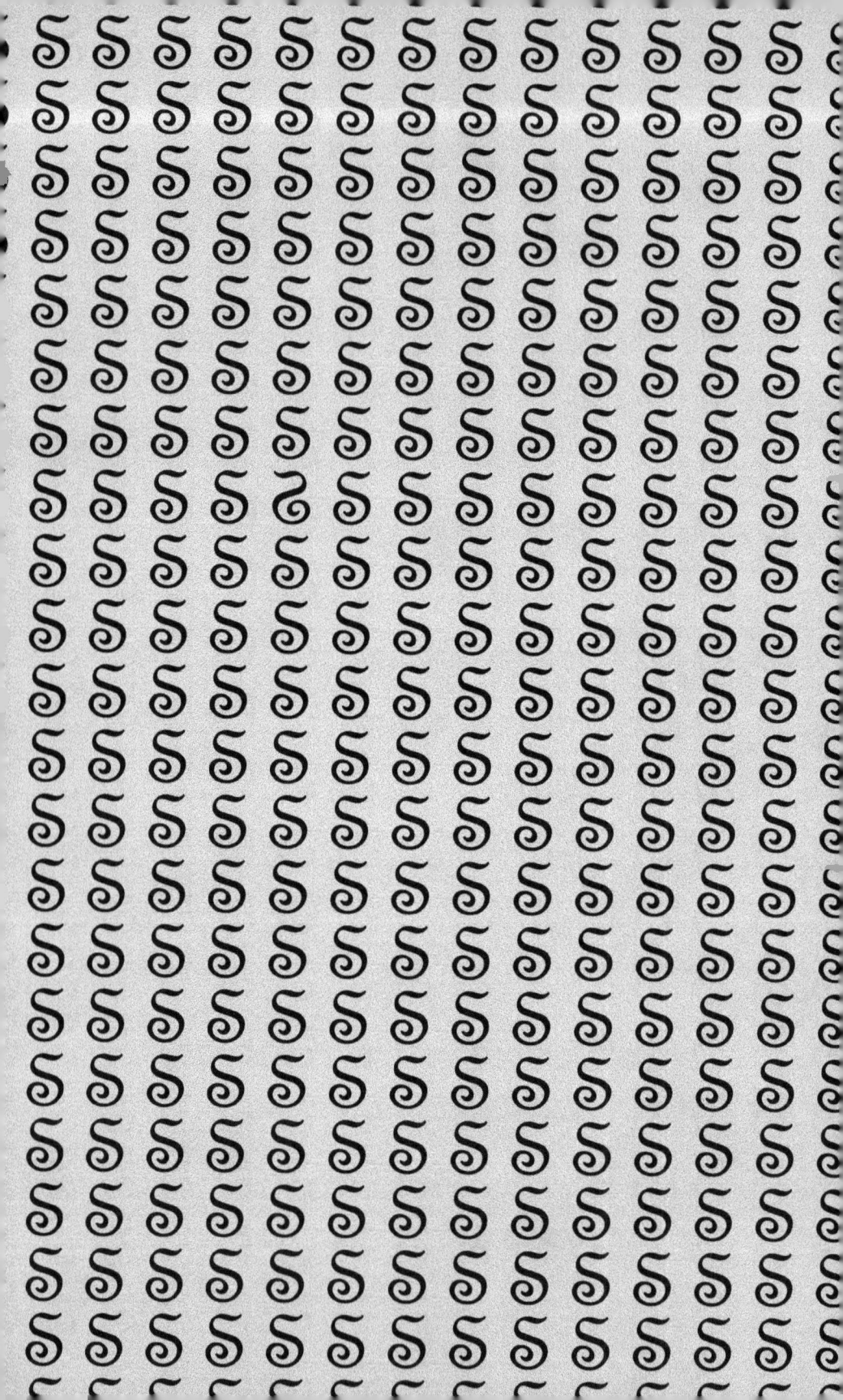

Autocuidado
y
Primeros Auxilios
en tiempos de
Conmoción Social

Autocuidado y Primeros Auxilios en tiempos de Conmoción Social

EU Silvia Rojas Núñez

Colección Enfermería

Editorial Segismundo

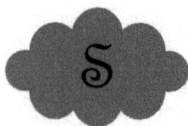

© Editorial Segismundo SpA, 2019-2021

Autocuidado y Primeros Auxilios en tiempos de Conmoción Social

EU Silvia Rojas Núñez

Colección Enfermería, **17**

Primera edición: Noviembre 2019
Copyright © 2019-2021 Silvia Rojas Núñez
Versión: 1.2

Contacto: Juan Carlos Barroux Rojas <jbarroux@segismundo.cl>
Edición de estilo: Juan Carlos Barroux Rojas
Diseño gráfico: Juan Carlos Barroux Rojas
Fotografía de portada: La demostración del 9 de junio 2019 tomada desde Arsenal Street, hacia Hennessy Road, Admiralty, Hong Kong, por Tree Fong (Hf9631).

Registro de Propiedad Intelectual N°

ISBN-13: 978-956-6029-42-7

Otras ediciones de
Autocuidado y Primeros Auxilios en tiempos de Conmoción Social:

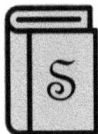

Impreso en Chile
ISBN-13: 978-956-6029-41-0

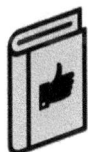

Tapa Dura – Amazon™, etc.
ISBN-13: 978-956-6029-55-7

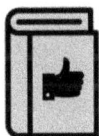

POD – Amazon™, EBM®, etc
ISBN-13: 978-956-6029-42-7

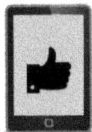

eBook – Kindle™, Nook™, Kobo™, etc.
ISBN-13: 978-956-6029-43-4

A los más de
doscientos
ojos
perdidos
en estos días...

1.- Introducción

Desde el 18 de octubre del 2019, Chile ha marcado un hito, con distintas manifestaciones de descontento social, entre las que se encuentran marchas, cacerolazos, *perfomances* y demás actividades propias de la conmoción y efervescencia social que estamos viviendo.

Los movimientos sociales tanto en Chile como en otros países se han multiplicado, desde Hong Kong hasta Bolivia, pasando por Ecuador, Venezuela, El Líbano, Iraq, Cataluña, entre otros lugares, marcando así este año 2019. Si bien la gran mayoría de las marchas han sido pacíficas, la violencia llama a la violencia, sin importar si son algunos grupos de manifestantes o las fuerzas del orden quienes la inicien, al final el resultado es que estas manifestaciones no han estado exentas de violencia desproporcionada de parte de las fuerzas policiales, lo que se ha traducido en lesiones oculares con mutilaciones, fracturas, TECs, heridas, hematomas, etc.

Las manifestaciones pacíficas permiten un cambio significativo en nuestras sociedades, pues todos hemos visto que los cambios se deben exigir, para lograrlos, dado que el diálogo poco o nada se ha visto. De allí la necesidad de marchar y de exponerse al riesgo de lesiones.

Como enfermera experta en atención prehospitalaria me solicitaron que dictara más de una docena de talleres de primeros auxilios en relación al cuidado y asistencia mínima que se puede brindar en estos casos.

Y de allí la imperiosa necesidad de este manual de *"Autocuidados y Primeros Auxilios en tiempos de Conmoción Social"*.

En ningún caso este libro debe confundirse con un llamado a la violencia, muy por el contrario, está escrito con el deber de cuidar la integridad y la vida de las personas, aún en tiempos difíciles de conmoción social, cuando se hace imperativo el salir a marchar a pesar de todo.

Justamente hoy, se cumplen 101 años del fin de la Primera Guerra Mundial, la Gran Guerra, y es una fecha auspiciosa para llamar a la paz y al entendimiento entre todas las personas.

EU Silvia Rojas Núñez
Profesora
Departamento de Enfermería
Universidad de Chile
Santiago de Chile, 11 de noviembre 2019

2.- Gases lacrimógenos

2.1.- Descripción

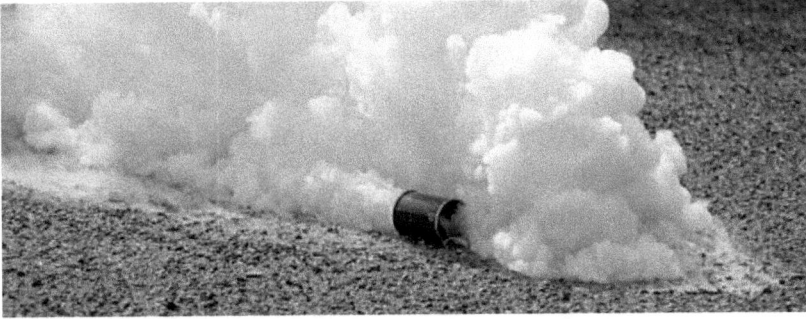

2.1.1.- Descripción general

Los gases lacrimógenos se consideran dentro de las armas "no-letales". Son armas químicas diseñadas para causar molestias; irritación de los ojos, con fuerte lagrimeo, irritación del aparato respiratorio y hasta ceguera temporal. Por su baja toxicidad y por no ser letales, se suelen usar para dispersar disturbios.

Los efectos sobre el cuerpo son múltiples y se acentúan con el calor y la humedad:

- molestias respiratorias
- náuseas y vómitos
- irritación de las vías respiratorias
- irritación de las vías lacrimógenas y de los ojos
- espasmos
- dolores torácicos
- dermatitis
- alergias
- abortos espontáneos

En fuertes dosis y altas concentraciones, como en un espacio cerrado, los siguientes efectos sobre el cuerpo son posibles:

- quemaduras hasta de segundo grado
- lesiones de la córnea
- hemorragia del cuerpo vítreo
- necrosis de los tejidos de las vías respiratorias
- necrosis de los tejidos del aparato digestivo
- edemas pulmonares
- hemorragias internas, especialmente de las glándulas suprarrenales

2.1.2.- Gas CS

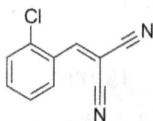

El gas CS es el nombre común para el clorobenzilideno malononitrilo (fórmula química: $C_{10}H_5ClN_2$).

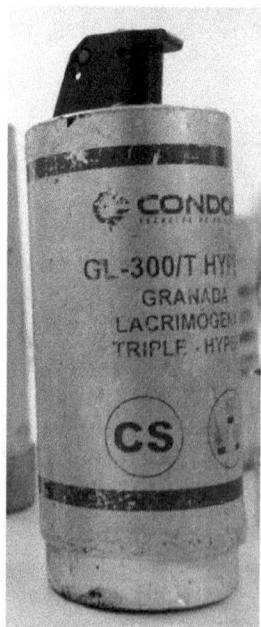

Este compuesto deriva su nombre común (CS) de los apellidos de sus inventores, los químicos norteamericanos Ben Corson y Roger Stoughton.

A temperatura ambiente es un sólido, por lo que su dispersión se realiza en forma de aerosol. Se suele dispersar el mal llamado gas CS mediante granadas, tanto de mano (modelos FAMAE, Triple-Phaser Grenade CS Model 5231, Condor Tecnologias GL 300/T o similares) como lanzadas por lanzagranadas (modelos Penn Arms GL-1 *Compact*, Defense Technology®

37 mm *Single Gas Launcher*, Condor Tecnologias AM 637 o similares), o directamente desde vehículos tácticos de reacción, coloquialmente conocidos en Chile como zorrillos, (modelos Bernardini AM-IV, Mahindra Marksman o similares).

En un estudio realizado por el Department of Health (UK) en 1999 se encontró que el tamaño mediano de las partículas de CS era entre 417 y 441 micrometros o micrones (μm). Sin embargo, se encontraron algunas partículas con diámetros de menos de 100 μm y hasta de menos de 50 μm. Ninguna partícula tuvo un diámetro de menos de 28 μm.

El mismo estudio indicó que no hay evidencia de efectos cancerígenos de la exposición al CS, pero sí de aumento de las reacciones alérgicas y dermatitis asociadas a exposiciones reiteradas al compuesto.

2.1.3.- Gas Pimienta

El llamado gas Pimienta usa como ingrediente activo a la capsaicina, un compuesto derivado de las frutas de las plantas del género *Capsicum* (i.e. el clásico ají). A veces se le denomina gas OC, por derivar del extracto *oleoresin capsicum*.

El gas Pimienta es un agente inflamatorio que provoca inflamación en las membranas mucosas de los ojos, ceguera temporal, nariz, garganta y del sistema respiratorio en general. Sus efectos son mucho más severos que los del gas CS y suelen durar entre 20 a 90 minutos según los casos.

2.2.- Autocuidado

Siempre la mejor manera de evitar sufrir lesiones o problemas de salud ha sido la prevención. En una marcha, debemos pensar que un ataque con gas lacrimógeno siempre es inminente, por tanto, debemos vestirnos para protegernos de uno.

Por eso, si va a salir a marchar hágalo tomando las siguientes medidas básicas de autocuidado:

- Se debe mantener el cabello atado e idealmente cubierto, pues el gas se impregna en el cabello, por lo que se prolonga el efecto de este.

- Si va a una manifestación, queda estrictamente prohibido el uso de maquillaje y/o cremas. No queremos que el gas se impregne en nosotros. Créanme, el autocuidado no requiere de maquillaje.

- Ropa a utilizar: Cubrir toda la piel posible (usar manga larga y pantalón, no *short*). Usar ropa, holgada que no nos haga transpirar, recordemos que así evitamos que el gas se adhiera más a nuestro cuerpo. No se aconseja utilizar géneros como la franela o similares, dado que la transpiración potencia el efecto del gas.

- Si se usan lentes de contacto, se deben dejar en casa, puesto que el gas queda atrapado entre el lente y la córnea, pudiendo provocar una queratitis. Además, el lente de contacto absorberá el gas, y sólo nos quedará desechar esos lentes.

- Si ve a alguna mujer embarazada, por favor alejarla del sector de gas lacrimógeno, dado que los efectos de los gases lacrimógenos pueden ser perjudiciales para el feto, así que, si está embarazada o lo sospecha, se aconseja que no vaya a manifestarse en una protesta callejera.

- Si usted es asmático o sufre de una enfermedad respiratoria similar (i.e. EPOC), se recomienda no ir a marchar o retirarse en cuando se inicie el uso de gases lacrimógenos. No olvide de llevar su inhalador.

- Aunque se asume lo contrario, debe evitarse fumar durante la movilización, puesto que disminuye las capacidades respiratorias, que se encuentran afectadas por el gas.

- Siempre se debe usar una máscara de gas o un respirador de partículas industrial y gafas de sellado. Las clásicas máscaras N95 *Particulate Filter* funcionan de sobremanera pues filtran hasta el 95% de las partículas de menos de 0,3 μm siendo las partículas más pequeñas de gas CS mucho más grandes.

- Por último, lo más importante a destacar en gases lacrimógenos es que es una herramienta para crear miedo, más que un arma para causar daño. Por tanto, tratemos de mantener la calma cuando escuchemos el sonido de la explosión (cuando es lanzada una lacrimógena) y la visión de una nube de gas sirve para causar pánico ante los efectos químicos, y es ese pánico que las fuerzas antidisturbios aprovechan. Lo primordial ante un ataque con gases, es mantener la tranquilidad. Si vas a actuar como rescatista, será su deber, alejar a las personas de esa nube tóxica.

2.3.- Primeros auxilios

Los primeros auxilios se deben dar sin demora, pues los efectos inmediatos del gas lacrimógeno aparecen antes de media hora después de la exposición, generalmente incluyen dolor y picor en ojos, nariz, boca y piel, un profuso lagrimeo de los ojos y taponamiento de la nariz, en algunos casos incluso sangramiento de nariz, dificultad para respirar, desorientación, y, claramente, pánico.

¿Qué debemos hacer?

Lo primero es retirar a las personas de la zona de impacto, aplicar mediante rociadores las fórmulas alcalinas que contrarrestan el efecto de los gases.

Una vez retirados del área del gas, los síntomas desaparecen solos dentro de aproximadamente treinta minutos, pero aun así es importante actuar con rapidez para garantizar el bienestar de la parte afectada, si se desea que sean capaces de continuar normalmente.

Es conveniente relajar la actividad corporal, sentándose o acostándose en el suelo, respirando profundamente ese aire. Si es posible, es conveniente enjuagar la boca con agua y limpiar las fosas nasales. No hay que mojarse el resto del rostro y menos los ojos, porque aumenta el efecto del gas.

Los gases lacrimógenos pueden inducir episodios de asma, así que, si es asmático, traiga su inhalador, pero tenga cuidado y úselo sólo si no hay gases en las cercanías y salga de la manifestación al primer indicio de gases lacrimógenos. Cuidados similares deberá tener una persona que sufra de alguna enfermedad cardíaca.

2.4.- Pasos siguientes

Los síntomas y molestias suelen desaparecer a los 30 minutos, de no hacerlo, debe concurrir a un servicio de urgencia. Debemos tener presente los casos de alta exposición o exposiciones reiteradas que pueden causar convulsiones, problemas neurológicos y/o aborto involuntario.

Si bien las bombas lacrimógenas están prohibidas en espacios cerrados, de caer una en la habitación donde se encuentra, debe evacuar inmediatamente, tanto por el riesgo de incendio como por las altas concentraciones nocivas que alcanza el gas en un espacio cerrado. Nunca tomar la bomba con la mano, pues esta se encuentra a altas temperaturas y podrías sufrir alguna quemadura.

Jamás barrer después en la zona donde ha caído una lacrimógena, pues recuerden que, aunque se le llama gas, el gas lacrimógeno CS es en realidad un polvo de ácido en aerosol, que se deposita en el suelo, y lo podemos levantar al barrer, por tanto, se debe lavar el suelo con agua en repetidas ocasiones, además de lavar las paredes y los muebles expuestos.

En cualquier circunstancia, se debe tratar de salir del área afectada, buscando aire fresco. Si el gas lacrimógeno rodea a la persona por todas partes o bien se encuentra en un reducto cerrado, imposibilitado de salir, no debe correr ni agitarse, ya que eso aumenta la actividad respiratoria, haciéndolo inhalar más gas. El afectado debe arrojarse al piso, cerrando los ojos y respirando a través del paño o pañuelo. El gas tiende a subir, y se debe esperar dicha condición en la posición descrita. Es una de las situaciones más extremas y requiere que el afectado mantenga un gran control de sus nervios. En esta circunstancia es probable que surjan deseos de vomitar, evite toser, porque esto le hará inhalar más gas, no se deben abrir los ojos y menos rascarse la zona de los párpados o cerca del ojo pues ello permite una mayor absorción del gas.

Por último, al volver a casa, debe quitarse la ropa utilizada en la manifestación lo más prontamente posible, más aún si en el hogar se encuentran niños pequeños. Al bañarse, para quitarse los residuos de los gases en la piel, se debe hacer sin restregar, usando jabón neutro y agua fría o levemente tibia, pues el agua caliente abrirá los poros y los residuos tóxicos ingresaran fácilmente al organismo.

2.5.- Fórmulas para neutralizar los gases

2.5.1.- Fórmula 1

Al ser el gas lacrimógeno una sustancia en base a ácido, buscaremos una fórmula alcalina. Para ello necesitamos hacer una solución de bicarbonato al 10%, y colocarla en un frasco rociador. Y agitarla cada vez que la utilicemos.

Con ella rociamos toda la piel expuesta, incluidos ojos y mucosas, se pueden hacer gárgaras con esta solución, escupiendo a posterior la solución, no tragar esa primera carga, se puede luego tragar unos cc de la misma solución, pero jamás el primero, pues contiene polvo del gas lacrimógeno que causa molestias gastrointestinales.

Si utilizamos mascarilla, la podemos humedecer en esta fórmula.

2.5.2.- Fórmula 2

Se trata de un líquido antiácido y agua. Una mezcla al 50/50 de agua y un agente antiácido que contenga hidróxido de magnesio o hidróxido de aluminio. Se utiliza en los ojos y la piel en caso de un ataque de gases lacrimógenos o *spray* de pimienta. Una pequeña cantidad se aplica directamente sobre la zona afectada y debe ser suficiente para reducir el dolor.

Sirve de igual forma para lacrimógenas y gas pimienta.

2.5.3.- Fórmula 3

Leche entera, sin refrigerar (i.e. a temperatura ambiente), con la misma se procede a rociar a la persona que ha sido víctima de gases, sobre todo gas pimienta.

2.6.- Máscara antigás casera

1. Cortar una botella de plástico transparente y grande (i.e. 2 lts) según la fotografía siguiente.

2. Pegar goma o tela en el borde para evitar herirse la piel de la cara.

3. Hacer los 4 hoyos para atar las dos cintas elásticas.

4. Incorporar la mascarilla médica (i.e. estándar N95 *Particulate Filter*) a la máscara de manera que cubra la entrada de aire (i.e. cuello de la botella).

5. Probar que es efectivamente hermética por los bordes y que aprieta bien sobre la piel.

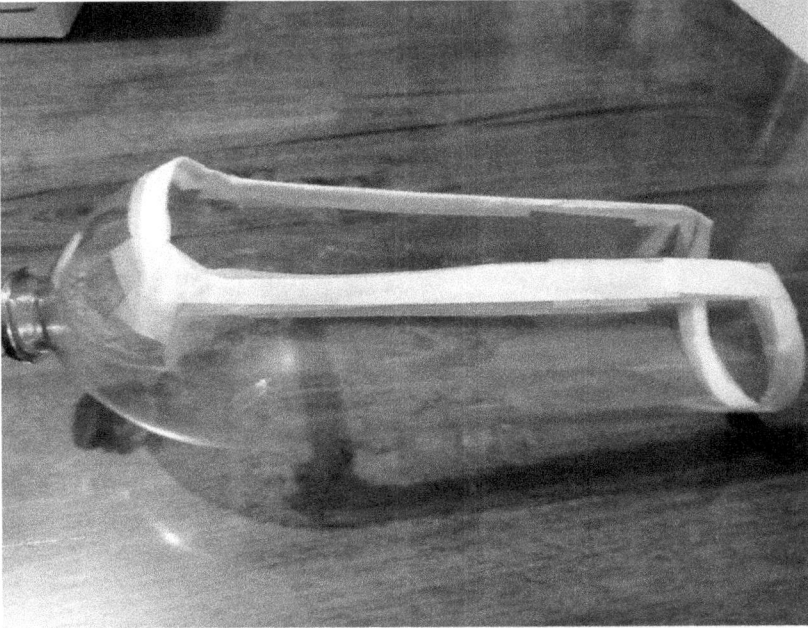

Botella de plástico cortada.

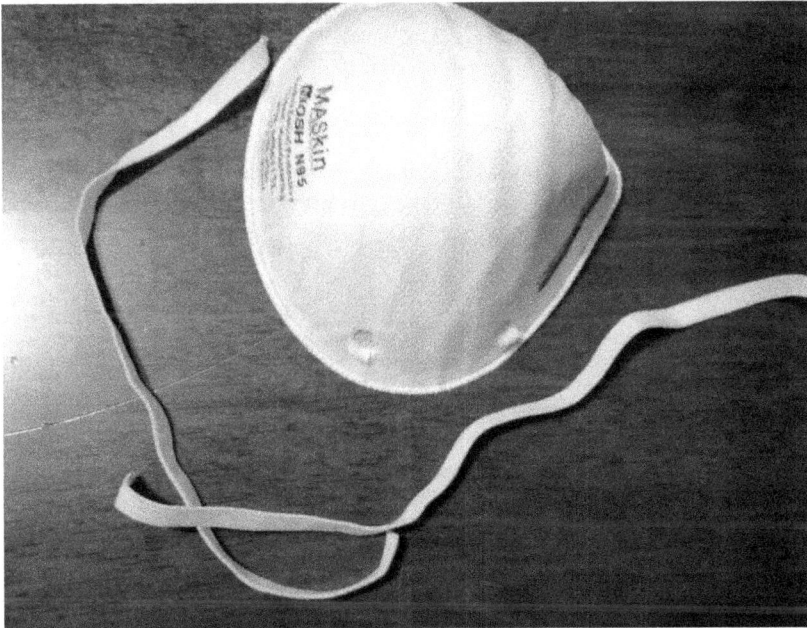

Mascarilla médica N95.

La autora con la máscara antigás casera, en la página siguiente.

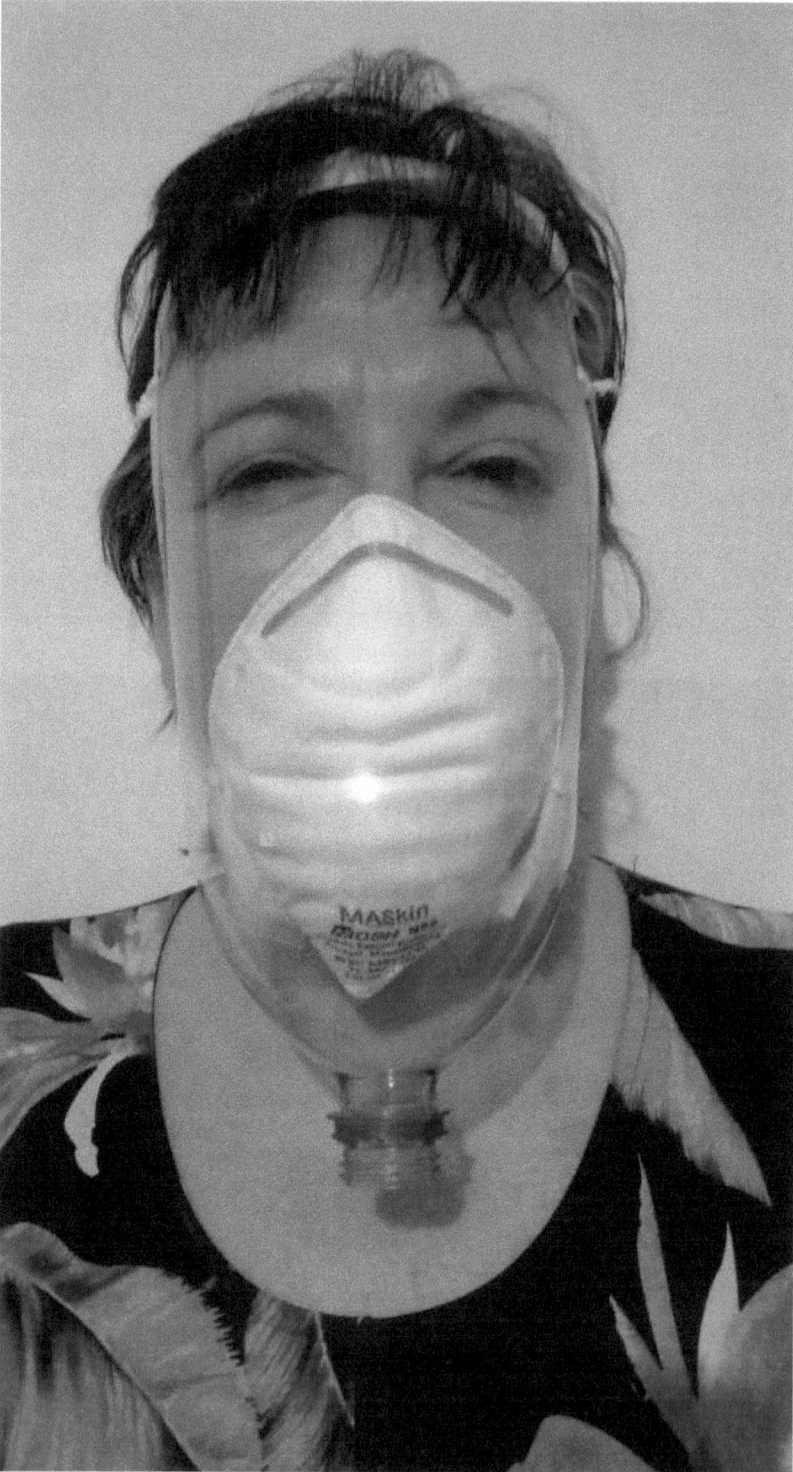

3.- Perdigones, balines y balas de goma

3.1.- Descripción

Los balines de goma se disparan usualmente mediante escopetas antidisturbios calibre-12 de bombeo manual con municiones que llevan de 12 a 24 balines de goma, según la munición exacta usada. Modelos clásicos de escopetas antidisturbios son las Remington 870, Mossberg 500 y Hatsan Escort MP-A.

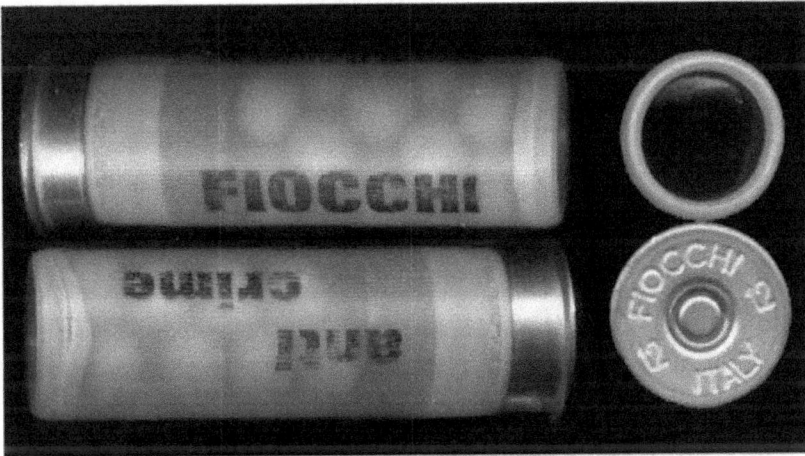

Por ejemplo, la munición Fiocchi *anti crime* de perdigones de goma, calibre-12, contiene 15 balines de 8,3 mm de diámetro y un peso de 0,58 gr cada uno. La velocidad del disparo es de unos 240 m/s.

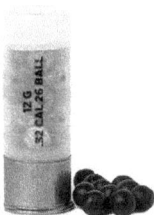

Ahora, una munición como la T-100 24BALL de SDI de perdigones de goma, calibre-12, contiene 24 balines de 8,3 mm de diámetro y un peso de 0,58 gr cada uno. La velocidad del disparo es de unos 251 m/s.

El Departamento de Ingeniería Mecánica de la Facultad de Ciencias Físicas y Matemáticas (FCFM) de la Universidad de Chile realizó un estudio sobre balines extraídos de pacientes de la Unidad de Tratamiento Ocular (UTO) del Hospital Salvador y concluyó que:

1. Los balines analizados contienen un 20% de caucho y el 80% restante corresponde a otros compuestos.
2. Los otros compuestos son sílice (SiO_2), sulfato de bario ($BaSO_4$) y plomo (Pb).
3. La dureza del balín es de 96,5 Shore A.
4. El peso del balín es de 0,734 gr.

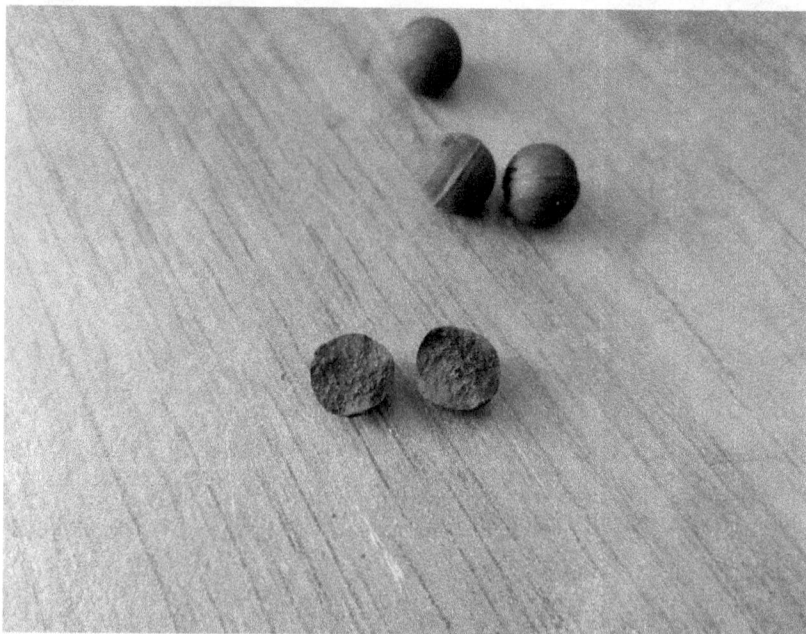

Balines de goma usados en Chile en octubre 2019.

3.2.- Autocuidado

Lo principal, si vamos a salir a manifestarnos, es volver sin lesiones, para ello requerimos de un equipamiento especial. Veremos aquí el cuidado de nuestros ojos, pues los balines no matan, pero pueden cegar de por vida.

- Se deben usar antiparras, pero no todas sirven. Idealmente deben cumplir con la norma de seguridad industrial ANSI/ISEA Z87.1-2015, también conocida como ANSI Z87+, pues resiste a un proyectil de 6 mm de diámetro disparado a una velocidad de 156 km/h contra el lente.

- Otro estándar de protección es el usado por las FF.AA. norteamericanas, el MIL-PRF-31013, el cual resiste a un proyectil de 3,8 mm con un peso de 0,376 gr a una velocidad de 195 m/s.

- El estándar europeo EN166 identifica cuatro niveles de protección balísticas. "Resistencia mejorada" (marcado S) que resiste la caída de un balín de acero de 22 mm y 43 gr desde una altura de 38 cm. "Impacto de baja energía" (marcado F) que resiste el impacto de un balín de acero de 6 mm y 86 gr a una velocidad de 45 m/s. "Impacto de energía media" (marcado B) que resiste el impacto de un balín de acero de 6 mm y 86 gr a una velocidad de 120 m/s. "Impacto de alta energía" (marcado A) que resiste el impacto de un balín de acero de 6 mm y 86 gr a una velocidad de 190 m/s. Obviamente, se recomiendan antiparras de ese último tipo.

- Debemos usar antiparras, idealmente que cumplan con alguna de las normas antiimpacto descritas. En caso de no tener ese tipo de antiparras, se pueden usar gafas de natación, ideal las gafas de buceo, pero si se llegan a astillar o deformar, por algún golpe se deben desechar y usar otras.

- Algunas personas salen a marchar usando lentes de sol. Es preferible usar antiparras, que les protegerán los ojos, pues un lente de sol, puede verse bien, pero no lo protegerá de los balines y hasta podrá agravar la herida con astillas de vidrio. Y por último pueden utilizar los lentes de sol y sobre ellos ponerse las antiparras.

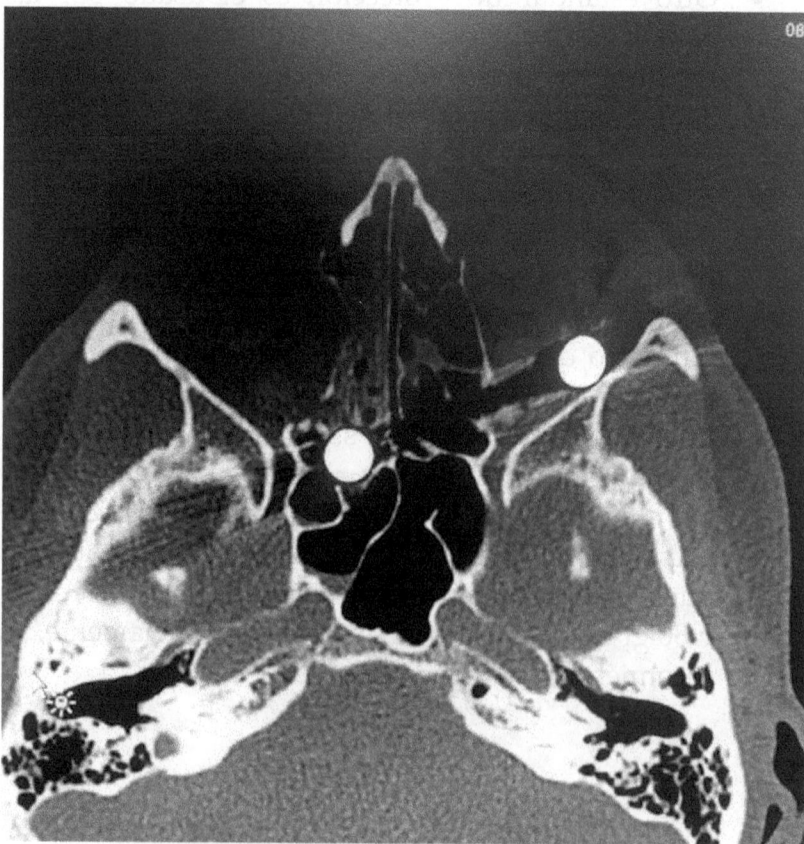

3.3.- Evaluación

En un estudio publicado en 1993 sobre lesiones oculares penetrantes en niños de Cisjordania y la Franja de Gaza, en 118 niños, el desprendimiento de retina y la hemorragia vítrea fueron los elementos de mal pronóstico, y un 53% perdió visión y 13% sufrió de enucleación.

En Chile en tres semanas de marchas, llevamos más de 200 personas con daño ocular severo.

Cualquier golpe provocado por balines en los ojos o cerca de ellos, debe derivarse a unidades de trauma ocular.

3.4.- Primeros auxilios

Si alguien cerca de usted recibe un perdigón o balín, y éste rebota, probablemente va a tener dolor por varios días, y un hematoma. Pero si el perdigón se incrusta, no lo saquemos a menos que éste se asome más de la mitad y lo podamos retirar. Recuerde siempre documentar fotográficamente, para posteriores denuncias legales.

Siempre lavar la herida con abundante suero fisiológico, de no tener suero, lavar con agua potable, idealmente agua mineral sin gas embotellada.

El trauma ocular prácticamente merece un capítulo aparte, pues en estas tres semanas, llevamos más de 200 personas con Trauma Ocular Severo.

¿A qué llamamos Trauma Ocular Severo?

Es aquel producido por mecanismos, ya sea contuso o penetrante, sobre el globo ocular, ocasionando daño que pueda comprometer la función visual en forma temporal o permanente.

¿Cuándo debemos trasladar de forma inmediata?

- Cuando la lesión ha sido provocada por proyectil de alta velocidad, como bala, balín, perdigón o granada.
- Cuerpo extraño que compromete visión.
- Dolor que no cede con nada.
- Opacidad corneal.

Primeras medidas:

- Lavar la herida, con suero fisiológico, en su defecto, agua potable.
- JAMÁS intentar sacar el objeto.
- Cubrir ojo afectado con un protector ocular rígido, jamás un parche a presión. Lo podemos realizar con un vaso de cartón, como se ve en las fotografías siguientes, y vendamos cubriendo ambos ojos (recordemos que los ojos se mueven en conjunto, y no queremos movimiento en el ojo lesionado).

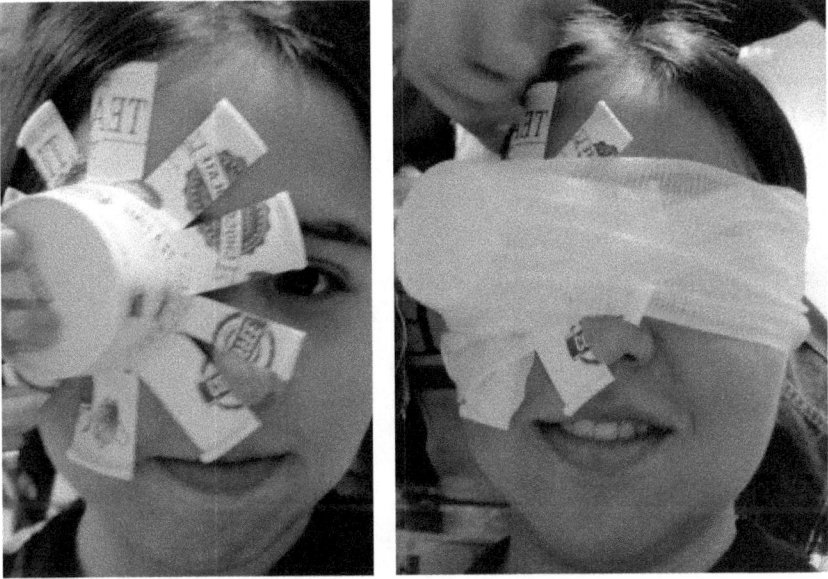

Parche oclusivo realizado en forma casera.

3.5.- Pasos siguientes

Después de lavar y cubrir la herida, trasladar de forma inmediata a unidad de trauma ocular.

Un estudio en Colombia demostró los efectos tóxicos a largo plazo de esquirlas de plomo (Pb) en el cuerpo, por lo que se recomienda la eventual extirpación del o de los balines alojados.

4.- Quemaduras

4.1.- Descripción

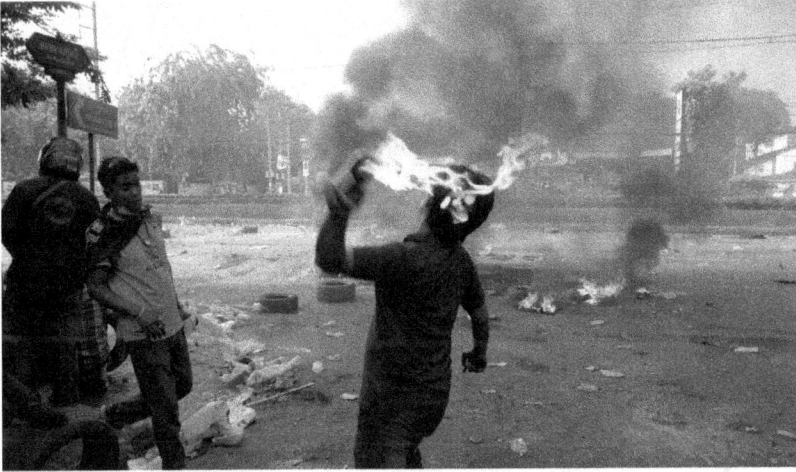

Molotov siendo lanzada en Tailandia un 15 de mayo 2010 © Takeaway.

Todos sabemos lo que significa una quemadura, pero en una manifestación corremos el riesgo de encontrarnos con un cóctel molotov, que es el nombre que reciben las bombas incendiarias caseras, una barricada incendiada o un incendio provocado por una granada lacrimógena.

Un cóctel molotov es una botella de vidrio que contiene líquidos inflamables (i.e. gasolina), también llamados "acelerantes", más un elemento que le agregue viscosidad como aceite de motor, aserrín o poliestireno expandido (i.e. Plumavit) y que vuelve pegajosa la mezcla incendiaria. La botella se cierra hermética y se coloca una mecha, usualmente un pedazo de trapo, a su alrededor. Se enciende la mecha, se lanza y al caer la botella se rompe generando la combustión de su interior.

Existe una variante más avanzada, llamada cóctel de impacto, que incluye el uso de ácido sulfúrico en la mezcla combustible. Se prescinde de la mecha pero se pone la botella en una bolsa con azúcar o clorato de potasio. Al romperse la botella de vidrio, el ácido sulfúrico reacciona de manera muy exotérmica con el azúcar o clorato de potasio, iniciando la combustión de la mezcla.

4.2.- Autocuidado

- Tratemos de evitar zonas de conflicto.

- El recibir una molotov no es un juego, se pueden sufrir graves quemaduras, en especial si la gasolina ha sido espesada.

- Aunque haga calor, lleve todo el cuerpo cubierto con ropa, especialmente las extremidades, pues la ropa protege la piel de la exposición al fuego.

- La ropa debe ser de difícil combustión y resistente. Por ejemplo, los *jeans* son excelentes pantalones para ir a marchar.

4.3.- Evaluación

De especial riesgo son las quemaduras de rostro, pues hay riesgo de quemadura de vía aérea, lo cual indica traslado de extrema urgencia.

4.4.- Primeros auxilios

Cuando una persona recibe una molotov, probablemente arda casi de inmediato, cuando esto sucede la persona tiende a correr, con lo cual se aviva más el fuego. Si observa a alguien arder, lo primero, es hacerlo caer al suelo y rotar su cuerpo sobre sí mismo. Si la ropa está adherida a la piel, no la retire, mójela con agua fría, y cubra la quemadura con un paño húmedo, limpio y sin pelusas, por ningún motivo use algodón, cremas, polvos u otros.

En caso de quemadura de vía aérea, se debe trasladar de inmediato, pues el peligro reside en el cierre de la vía aérea por la inflamación. Por tanto, ante la sospecha de quemadura de vía aérea se debe trasladar de inmediato a la persona.

¿Cuándo se sospecha quemadura de vía aérea?

En cualquier quemadura de rostro, cuando observo vibrisas quemadas (i.e. pelitos de la nariz), cuando hay disfonia o esputo carbonaceo.

4.5.- Pasos siguientes

Trasladar de inmediato. Cubrir la zona quemada con un paño limpio y húmedo. No intentar dar nada por boca.

5.- Golpe de calor

5.1.- Descripción

El golpe de calor es un problema muy común en la acción civil, debido a los largos períodos de exposición de los manifestantes y el esfuerzo, con poca o ninguna hidratación. Los fluidos corporales se pierden por el sudor y la respiración, y si no se sustituyen, la temperatura corporal puede elevarse peligrosamente.

5.2.- Autocuidado

Reposo y rehidratación frecuente, son generalmente suficientes para prevenir los síntomas, la enfermedad por calor no es difícil de evitar, siempre y cuando se preste atención suficiente a las necesidades del cuerpo. A continuación, se detallan varias pautas para prevenir el estrés por calor:

- Bloquee la luz solar directa y otras fuentes de calor.
- El descanso debe ser regular.
- Usar sistemas de enfriamiento y protección solar, como sombreros y abanicos.
- Cúbrase la cabeza con algún gorro, ideal con visera.
- Beba suficiente agua, un sorbo cada media hora de agua o bebidas rehidratantes, nada que contenga cafeína (como bebidas cola, pues tienden a la deshidratación).
- Use ropa ligera, holgada, de colores claros, los colores oscuros atraen el calor.
- Evite el alcohol o comidas pesadas.
- Si va a una manifestación, no use bloqueador solar, pues atrae los gases.

5.3.- Evaluación

Sospecharemos de un golpe de calor en caso de observar alguno de los siguientes síntomas:

- ✓ Sudoración profusa
- ✓ Respiración rápida o "jadeo"
- ✓ Debilidad
- ✓ Mareo
- ✓ Entumecimiento, hormigueo
- ✓ Calambres o espasmos musculares
- ✓ La piel seca
- ✓ Irritación de la piel, "Piel roja"
- ✓ Irritabilidad
- ✓ Desorientación e incluso pérdida de conocimiento

5.4.- Primeros auxilios

La hidratación es algo muy importante, y a menudo olvidada. La extensa caminata en una marcha será a menudo el origen de una gran deshidratación, provocada por el desgaste físico y el calor.

Los efectos secundarios de agotamiento por calor pueden incluir euforia, rabia, "mareo", irritabilidad, jadeos, rubor de la piel y desorientación.

Si vemos a alguien que ya está sufriendo un golpe de calor, lo primero es llevarlo a la sombra, mojarlo y, si es posible, aplicar paños fríos en axilas e ingles.

Ahora, si la persona ya ha perdido el conocimiento, tenemos que colocarla de lado.

Es importante usar fórmulas de rehidratación.

¿Qué es una fórmula de rehidratación?

Es una mezcla al 50/50 de agua y de una bebida deportiva (o zumo de fruta). Una pizca de sal se debe agregar a la mezcla, para reemplazar el sodio perdido a través del sudor. Llenar y etiquetar varias botellas pequeñas con esta mezcla para repartir a quien lo requiera. Se aconseja tomar al menos 2 litros de agua al día, en pequeños sorbos en forma diaria, mientras estamos expuesto al sol.

5.5.- Pasos siguientes

Cubrir a la persona con un paño limpio y húmedo para enfriarla y trasladar de inmediato.

6.- Primeros auxilios psicológicos (PAP)

6.1.- Descripción

Son aquellos que se prestan a las víctimas de eventos traumáticos y en los distintos escenarios en que se desarrolla el evento.

6.2.- Autocuidado

- Para protegernos en tiempos de crisis, se recomienda tomar períodos breves de descanso, cada cierto tiempo, pues con cansancio no podemos responder correctamente.

- Si siente ansiedad, es bueno buscar con quien hablar de sus sentimientos, nunca guarde lo que siente.

- Si tiene deseos de llorar, pues llore, no hay nada peor que guardar lo que sentimos.

- Siempre es bueno que al final de la jornada, pueda reunirte con su grupo y reflexionar sobre la jornada.

6.3.- Evaluación

Una persona que atraviesa por un estado de crisis se encuentra en un momento emocionalmente significativo e implica un cambio radical en su vida. Su intervención, puede ofrecer una ayuda inmediata para aquellas personas que atraviesan por una crisis y necesitan restablecer su equilibrio emocional.

6.4.- Primeros auxilios

Nos basaremos en la metodología ABCDE descrita en el *"Manual ABCDE para la aplicación de Primeros Auxilios Psicológicos - En crisis individuales y colectivas"* de los profesores Paula Cortés Montenegro y Rodrigo Figueroa Cabello de la Pontificia Universidad Católica de Chile, la cual describimos a continuación.

Son cinco los pasos de dicha metodología:

A	escucha Activa
B	reentrenamiento de la (B)entilación
C	Categorización de necesidades
D	Derivación a redes de apoyo
E	psico-Educación

Brevemente, estos pasos son:

A   *escucha Activa*

Este paso puede tomar entre 10 a 20 minutos. Saber comunicarse con una persona angustiada, ansiosa o alterada es fundamental. En este estado, la persona puede querer o no contarle su historia. Escuchar ese testimonio puede ser de gran ayuda para calmar a la persona afectada, por lo cual es esencial dar espacio para que ella cuente de manera espontánea lo que le está ocurriendo, pero sin presionarlo. Para otras personas guardar silencio será preferible: permanecer a su lado, en silencio, puede ser de gran ayuda. Lo central de la escucha activa es ser capaz de transmitirle a la otra persona que allí hay un ser humano que está comprendiendo lo que le pasa.

B   reentrenamiento de la (B)entilación

Algunas personas que han vivido una crisis pueden mostrarse ansiosas o alteradas, sintiendo confusión o encontrándose sobrepasadas por la situación, observándose temblorosas, teniendo dificultades para respirar o sintiendo su corazón muy agitado. Por esta razón, los PAP contemplan unos minutos para enseñar y practicar reentrenamiento de la (B)entilación y así ayudar a las personas a tranquilizarse. Este paso toma 10 minutos, aunque habrá personas que necesitarán más tiempo. Recuerde que este y otros pasos pueden aplicarse **siempre y cuando la persona quiera recibirlo**.

C   Categorización de necesidades

Luego de un evento traumático es común que se produzca confusión mental y las personas tengan dificultades para ordenar los diferentes pasos que deben seguir para solucionar sus problemas (ej. denuncia de siniestro, llamada a familiares, búsqueda de pertenencias, trámites legales, etc.). Usted puede ayudar mucho a la persona acompañándola en el proceso de jerarquización de sus necesidades, para luego ayudarla a contactar los servicios de salud y seguridad social que podrán serle de ayuda. Recuerde que esta es una intervención breve, y su trabajo se centra en ayudar a identificar las necesidades y jerarquizarlas. Es importante que la persona utilice sus propios recursos o los de sus redes de apoyo personales o comunitarias para hacer frente a la crisis que está viviendo, de manera que lo logrado se mantenga luego de que usted termine su trabajo.

D   Derivación a redes de apoyo

Una vez identificadas estas necesidades, ayude a la persona a contactar a las personas y/o servicios de apoyo social que podrán ayudarle a satisfacer dichas necesidades ahora y más adelante. Recuerde siempre que la primera red de apoyo es la familia y los amigos. Para este paso es indispensable que antes de contactar al afectado haya estudiado bien la oferta de servicios de apoyo social disponibles en el lugar donde proveerá los PAP.

E   psico-Educación

Para finalizar, promueva estrategias de respuesta positiva ante el estrés. Es muy importante que usted normalice aquellas reacciones emocionales que –aunque por cierto incómodas– son normales en situaciones de crisis, como labilidad emocional, dificultad para pensar, insomnio, angustia, entre otras. De esta manera la persona no interpretará lo que le ocurre como una señal de estar "perdiendo la cabeza". Enfatícele que lo más probable es que el malestar que siente se vaya pasando sin necesidad de ayuda en algunas semanas, muéstrele cómo ayudarte a sí mismo y a sus conocidos, cuáles son las señales de alarma, y qué hacer si aparecen.

6.5.- Pasos siguientes

Delegar a quien pueda continuar con el apoyo.

7.- Primeros auxilios básicos

7.1.- Descripción

En este libro no pretendemos enseñar primeros auxilios generales para situaciones habituales, sino que está enfocado en situaciones especiales, en el contexto de movimientos sociales, dando indicaciones básicas para tratar las principales lesiones y/o daños causados por sistemas de represión antidisturbios, así también como los riesgos que conlleva el exponerse a un medio ambiente muchas veces hostil (calor o frio excesivos).

7.2.- Autocuidado

Siempre la mejor manera de evitar sufrir lesiones o problemas de salud ha sido la prevención.

Por eso, si va a salir a marchar hágalo tomando las siguientes medidas básicas de autocuidado:

- Para las mujeres, NO usar tampones si estamos con menstruación. Recordemos que el síndrome de *shock* tóxico, se da cuando no cambiamos los tampones en varias horas, y en una manifestación corremos el riesgo de caer detenidas y la posibilidad de cambiar el tampón será reducida o nula. El síndrome de *shock* tóxico es causado por una toxina producida por algunos tipos de bacterias estafilococos.

- Idealmente debemos usar zapatos de seguridad o, por lo menos, zapatos de suela gruesa, de caña alta para proteger nuestros tobillos de eventuales esguinces, que permitan correr con facilidad.

Probablemente existan barricadas, y corremos el riesgo de pisar material cortante o pisar material caliente (en caso de existir barricadas con fuego). Jamás ir a una manifestación con sandalias o zapatos de taco alto, por ejemplo.

- Siempre llevar documentos de identidad.

- Nunca salir solo a marchar, la importancia de ir acompañado es apoyarse mutuamente, si siente ansiedad acérquese a su grupo y solicite apoyo.

- Dosifique las horas del día, mantenga siempre tiempo para relajarse, dormir o descansar.

- Busque siempre apoyo en sus redes sociales, ya sea amigos, familia y/o compañeros de trabajo.

7.3.- Evaluación

Recordemos siempre, que lo primero es SEGURIDAD DE LA ESCENA, pues no queremos más heridos o víctimas, por tanto, siempre evaluemos la seguridad de nuestro equipo.

Cuando hemos verificado la seguridad de la escena, procederemos a evaluar a la víctima.

Lo primero que hacemos es el orden que seguimos, recordemos siempre el A-B-C-D, en donde:

A: Vía aérea permeable, más protección cervical
B: Buena ventilación
C: Circulación más cohibir hemorragias
D: Déficit neurológico

A: Vía aérea permeable, más protección cervical

Aquí, lo más importante es que la persona respire, recordemos que a veces una simple caída puede hacer que nuestra mandíbula caiga (abriendo la boca) y por ende nuestra lengua se puede desplazar hacia la zona posterior de la boca, obstruyendo la vía aérea. Una simple maniobra (Frente-Mentón) logra reubicar la lengua en su posición.

¿Cómo se realiza?

Estando en decúbito supino la víctima (es decir acostado sobre su espalda) se coloca una mano sobre la frente se extiende (no hiperextender) el cuello y con la otra mano apoyada sobre el mentón, lo elevamos levemente, la unión de los dos movimientos, es lo que denominamos maniobra Frente-Mentón.

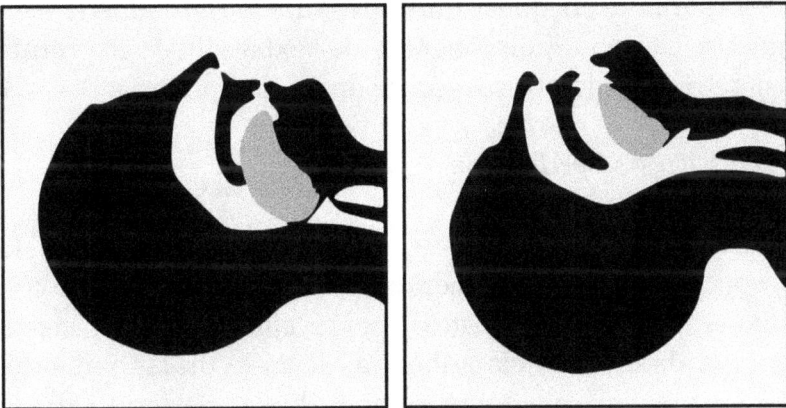

Maniobra Frente-Mentón © Vassia Atanassova.

¿Cómo sabemos si tiene lesión cervical?

Realmente no lo podemos saber, pero sí lo podemos sospechar.

Los signos de sospecha de lesión cervical, son (después de una caída o golpe en la región cervical):

- ✓ Dolor en cualquier zona del cuello.
- ✓ Adormecimiento u hormigueo en las extremidades.
- ✓ Pérdida de movimiento en las extremidades.
- ✓ Posición lateralizada de la cabeza.

B: Buena ventilación

Aquí nos preocupamos de la presencia de dificultad respiratoria.

Es importante chequear que la respiración sea simétrica en ambos campos pulmonares, de expandirse en forma asimétrica, podemos sospechar de un neumotórax.

¿Qué hago si sospecho neumotórax?

Neumotórax es el ingreso de aire al pulmón, si lo sospecho, busco alguna herida (perforación) y la cubro con algo impermeable (plástico, papel aluminio), que cierro por tres lados con tela adhesiva, dejando un lado abierto, de tal manera que actúe como válvula, dejando salir el aire, pero impidiendo que entre y traslado apoyado sobre el pulmón enfermo, dejando que el sano se re expanda.

C: Circulación, más cohibir hemorragias

Nunca me cansaré de preguntar a mis estudiantes, ¿cuánta sangre tienes en el cuerpo?

Siempre responden 3, 4, 5 y hasta me han dicho 7 litros.

Pero en realidad, primero debemos conocer el peso y la edad de la víctima.

Recién nacido	90 ml por kilo
Niño (2 a 10 años)	80 ml por kilo
Adulto	70 ml por kilo
Embarazada - tercer trimestre	100 ml por kilo

OJO: Riesgo de caer en paro cardiorrespiratorio al perder el 50% de la volemia.

D: Déficit neurológico

En toda manifestación, puede haber alguien que sufra un golpe en la cabeza, lo importante es apoyar, si pierde la consciencia, colocamos de lado (pues puede vomitar) si ve luces (como *flash* de foto) trasladamos en forma urgente, pues puede ser daño a la retina. Si esta desorientado, o no habla correctamente, llevamos a urgencia.

En caso de tener una persona con TEC (traumatismo craneoencefálico, o golpe en la cabeza) le hacemos un mini test, llamado AVDI.

A= Alerta	Sin déficit, responde como nosotros, en forma normal.
V= Voz	Responde cuando le hablamos, se ve desorientado, pero al hablarle fuerte, responde en forma normal.
D= Dolor	Responde al estímulo doloroso. Parece estar inconsciente, pero al pellizcarlo responde.
I= Inconsciente	No responde a ningún estímulo, pero aún respira y tiene pulso.

7.4.- Primeros auxilios

Heridas

La herida es la pérdida de continuidad de la piel que causa la comunicación entre el exterior y el interior. Lesión que produce falta de integridad de los tejidos blandos. Como consecuencia de la agresión de este tejido existe riesgo de infección y posibilidad de lesiones en órganos o tejidos adyacentes: músculos, nervios, tendones, vasos... Son producidas por agentes externos, como un cuchillo o por agentes internos, como un hueso fracturado. Pueden ser abiertas o cerradas, leves o complicadas. Podemos clasificarlas como:

> ➢ Incisas o cortantes (Producidas por un objeto afilado, como cuchillo).
> ➢ Contusas (Producidas por golpes).
> ➢ Punzantes (Producidas por objeto que se incrusta, cuchillo, punzón).
> ➢ Perforantes (Aquellas que perforan vísceras huecas).
> ➢ Colgajo.
> ➢ Arrancamiento o desgarro (Amputación).
> ➢ Aplastamiento.

Hemorragias y Contusiones

La hemorragia es la salida de sangre del interior de los vasos sanguíneos (venas o arterias). El hecho de que la sangre sea arterial, venosa o capilar va a implicar que esta tenga una u otra manifestación, tanto en la forma de salida de la sangre como del color de la misma.

Venosa : Color oscuro que sale de forma continua.
Arterial : Color rojo vivo que brota a borbotones (como una fuente).
Capilar : Color rojo vivo que sale de forma continua.

Las hemorragias, las podemos dividir en internas, externas y exteriorizadas.

Internas : Aquellas que no vemos pero sospechamos, ejemplo, cuando después de un golpe observamos aumento de volumen y hematoma en la zona del golpe.
Externas : Las que observamos, salida de sangre.
Exteriorizadas : Es la salida de sangre por orificio natural (ejemplo, sangramiento de nariz).

¿Cómo actuar, si hay hemorragia?

Lo importante es cohibir la hemorragia, y para eso lo primero es limpiar, (podemos usar nuestra botella de agua embotellada) e inmediatamente comprimir sobre el sitio sangrante. Idealmente se debe utilizar guantes y comprimir usando un apósito, a falta de este podemos siempre encontraremos a alguien que tenga en su bolso, una toalla higiénica. Si el sangramiento ocurre en una extremidad, esta se debe levantar unos 30 a 40° lo que nos ayuda a evitar la pérdida de sangre, si se pasa el primer apósito, colocamos sobre este otro apósito, sin retirar jamás el primero (ya que se está formando el coágulo) y trasladamos. Si sospechamos de una hemorragia interna (la persona esta con la piel pálida, fría, sudorosa y observamos aumento de volumen en zona de golpes) dejamos en decúbito dorsal (acostado) y elevamos los pies (para que la sangre de las piernas fluya a los órganos nobles) y trasladamos, no damos nada a beber.

En caso de hemorragia masiva.

Cuando el sangrado no se detiene con presión directa, y la víctima está pálida, fría y tiende a perder el conocimiento, claramente estamos frente a una hemorragia masiva, es la única ocasión en que podemos pensar en un torniquete. Debemos recordar que un torniquete mal hecho es sinónimo de amputación, por tanto, sólo si peligra la vida de nuestra víctima lo usaremos. Lo aplicaremos 7 cms sobre el sitio sangrante.

Heridas con objetos, sucios y/o oxidados.

Después de ver la limpieza y cohibir hemorragias, cubrimos y evaluamos. Se debe evaluar la necesidad de aplicar vacuna o toxoide tetánico, para lo cual derivamos a urgencia.

Mordeduras de animales.

Limpiamos con abundante agua, cubrimos y trasladamos para evaluar necesidad de vacuna antirrábica. Recordemos que a las heridas por mordeduras no se les sutura.

¿Qué hacer en caso de convulsiones?

En cualquier manifestación puede haber alguien que sufra de convulsiones, no sólo aquellos que padecen de epilepsia, un golpe o TEC puede provocar convulsiones.

Lo importante es: No introducir nada en la boca, dado que podríamos causar una fractura de mandíbula o incluso perder alguna parte de nuestros dedos, quizás nos digan que la persona se puede morder la lengua; nada que una buena sutura no arregle.

No lo intentará sujetar, sólo alejará los objetos con los cuales pudiera hacerse daño, muebles, piedras, etc.

Post convulsión

Colocar de lado, pues existe el riego de vómito y trasladar.

Hipotermia

La hipotermia, al igual que el agotamiento por calor, es relativamente fácil de combatir: Menos acciones preventivas se pueden tomar para evitarlo, pero después de que se ha apoderado de la persona afectada, se puede mover a un clima más agradable y dar soluciones fáciles. En este caso, el remedio puede ser tan simple como una manta caliente.

Los síntomas son:

- ➢ Calofríos.
- ➢ Hipertensión.
- ➢ Frecuencia cardíaca mayor (taquicardia).
- ➢ Confusión.
- ➢ Falta de coordinación.
- ➢ Palidez.
- ➢ Tinte azul a las extremidades (cianosis).
- ➢ Dificultad para respirar (disnea).
- ➢ Falta de la coordinación.
- ➢ Con el tiempo y el calor (mantas y ayudar haciendo que beba líquidos calientes) deben tener una recuperación completa.

¿Cómo proteger los oídos?

Para protegerse del ruido que ocasionan al lanzar lacrimógenas o de escopetazos debe cubrirse los oídos sin taparlos, pues mucha presión puede hacer que se rompa el tímpano. Siempre tratar de dar la espalda a las detonaciones.

Primeros auxilios, si observa sangramiento del oído; cubrir el oído y ladear la cabeza hacia el oído enfermo.

Crisis asmática

Los gases lacrimógenos y el gas pimienta son muy peligrosos para una persona asmática. Si bien los efectos pueden ser transitorios en la mayoría de las personas, en un asmático los efectos pueden durar días. Si el gas desencadena una crisis, hay que trasladar de inmediato a la persona, pues debe tratarse con urgencia.

La primera acción debe ser sacar a la persona asmática del lugar con gases, e inmediatamente utilizar el broncodilatador que use, NO usar el broncodilatador en presencia de gases, no queremos que absorba más gas del que ya tiene en sus pulmones.

En todo caso siempre recomiendo a las personas que sufren asma o EPOC abstenerse de ir a alguna manifestación en donde sospechemos que lanzarán gases.

Bibliografía

- A las Calles Sin Miedo. (s.f.). *Primeros Auxilios Médicos.*
- Black Cross. (n.d.). *An Activist's Guide to Basic First Aid.* Porland, OR, USA. Retrieved from www.blackcrosscollective.org
- Charris Roldán, D., Guerrero Salcedo, D., & Barrera Guarín, D. (2011). Intoxicación por plomo secundaria a alojamiento de esquirlas en el cuerpo. *Acta Médica Colombia, 36*, 200-203.
- Comité Internacional de la Cruz Roja. (2013). *PRIMEROS AUXILIOS en conflictos armados y otras situaciones de violencia.* Ginebra, Suiza. doi:978-2-940396-24-5
- COMMITTEES ON TOXICITY, MUTAGENICITY AND CARCINOGENICITY OF CHEMICALS IN FOOD, CONSUMER PRODUCTS AND THE ENVIRONMENT. (1999). *STATEMENT ON 2-CHLOROBENZYLIDENE MALONONITRILE (CS) AND CS SPRAY.*
- Cortés Montenegro, P., & Figueroa Cabello, R. (s.f.). *Manual ABCDE para la Aplicación de Primeros Auxilios Psicológicos - En crisis individuales y colectivas.* Pontificia Universidad Católica de Chile (PUC), Centro de Investigación para la Gestión Integrada del Riesgo de Desastres (CIGIDEN), Santiago.
- División de Instrucción y Simulación Médica - Academia Politécnica Naval. (2018). *"COMBAT CASUALTY CARE COURSE" "C4 CHILE 2018".*
- Jorquera E., D., & Palma H., D. (2019). *ESTUDIO DE PERDIGÓN - INFORME FINAL.* Facultad de Ciencias Físicas y Matemáticas (FCFM) - Universidad de Chile, Departamento de Ingeniería Mecánica , Santiago.
- Lavy, T., & Abu Asleh, S. (2003). Ocular rubber bullet injuries. *Eye, 17*, 821–824.

Biografía de la autora

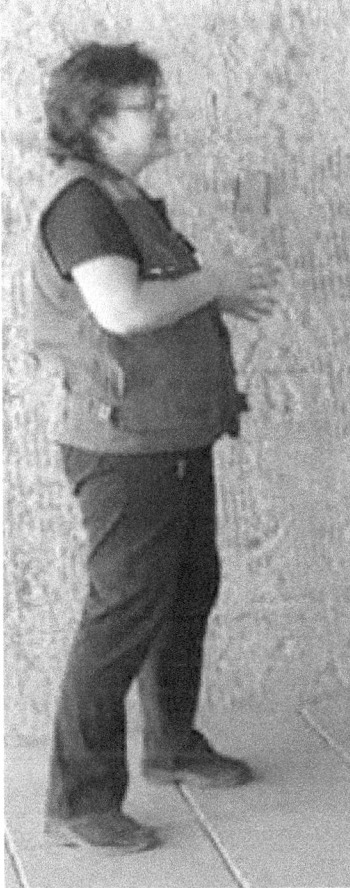

EU Silvia Paulina Rojas Núñez, enfermera titulada en enero de 1986 de la Universidad de Chile. 27 años trabajando en atención directa, siempre en 2 o 3 trabajos paralelos. 21 años de urgencia pre-hospitalaria, en forma paralela, 10 años en servicios de urgencia intrahospitalario (Clínica Alemana, Clínica Dávila y HUAP).

16 años en unidades de paciente crítico (Clínica Alemana, Clínica Dávila, HUAP y Hospital Salvador).

4 años en unidad de paciente crítico quemado en HUAP.

4 años de CESFAM a cargo de Sala ERA.

10 años de docencia, los últimos 7 en la Universidad de Chile. A cargo de los cursos de formación general en primeros auxilios de la Facultad de Medicina Norte.

Autora del *"Diccionario de Enfermería"* y del *"Diccionario de Abreviaciones de Enfermería"*.

Autora de *"Lo que nos Molesta a las Enfermeras"* bajo el seudónimo de EU Juanita Pérez.

Madre de Alicia y esposa de Juan Carlos.

Tabla de materias

Colofón

Este libro se imprimió mecánicamente, no sabemos dónde ni cuándo, por algún robot dedicado a la impresión bajo demanda. Por lo tanto, nos es imposible indicar cuántos ejemplares han sido producidos a la fecha ni cuántos lo serán en el futuro. Esperamos que se haya usado papel Bond blanco y una tapa de cartulina polilaminada a color, con una encuadernación rústica mediante *hotmelt*. Por lo menos estamos seguros de haber usado la tipografía *Book Antigua*, en varios tamaños y variantes, para la mayoría de su interior.

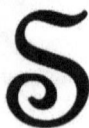

S

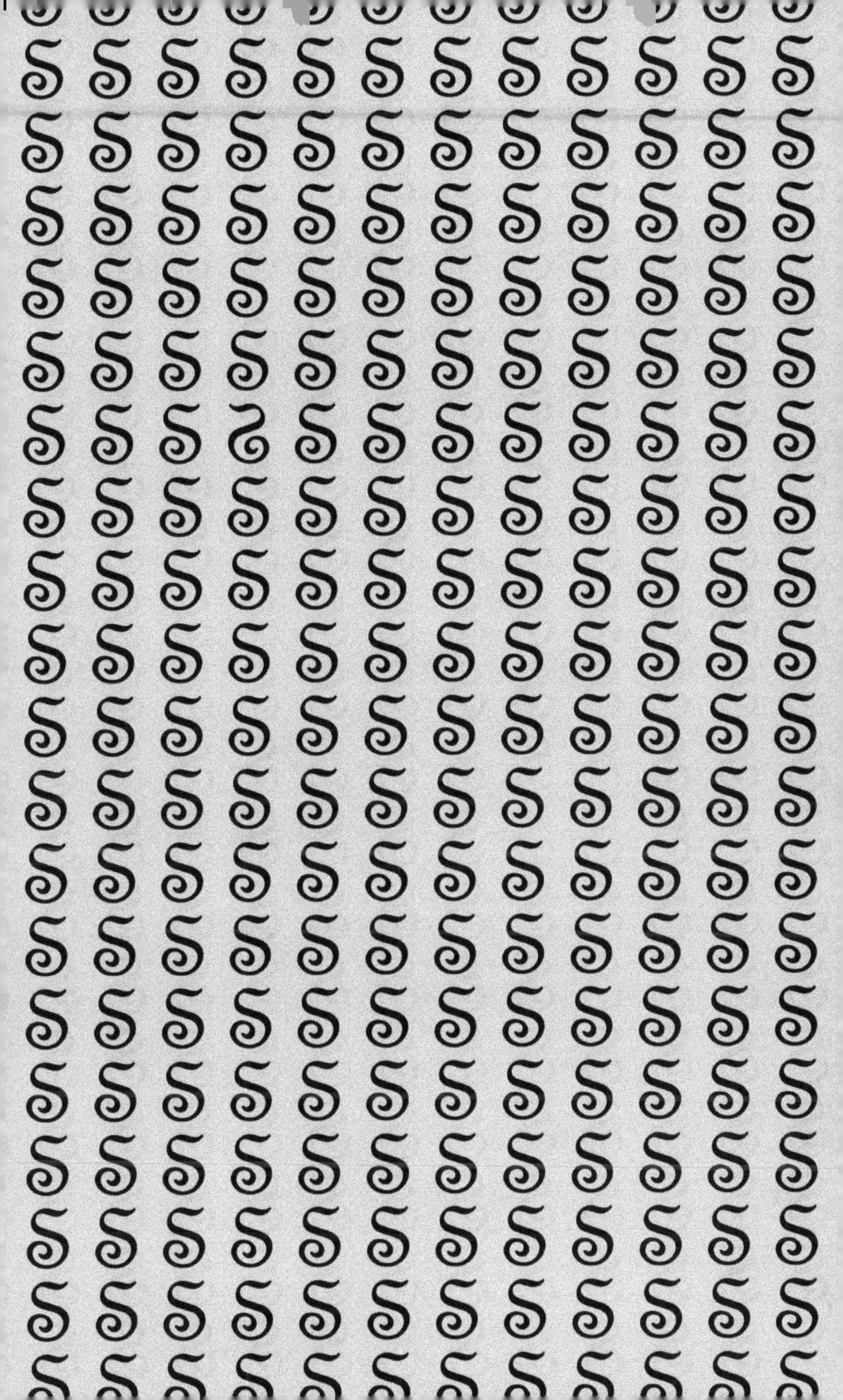

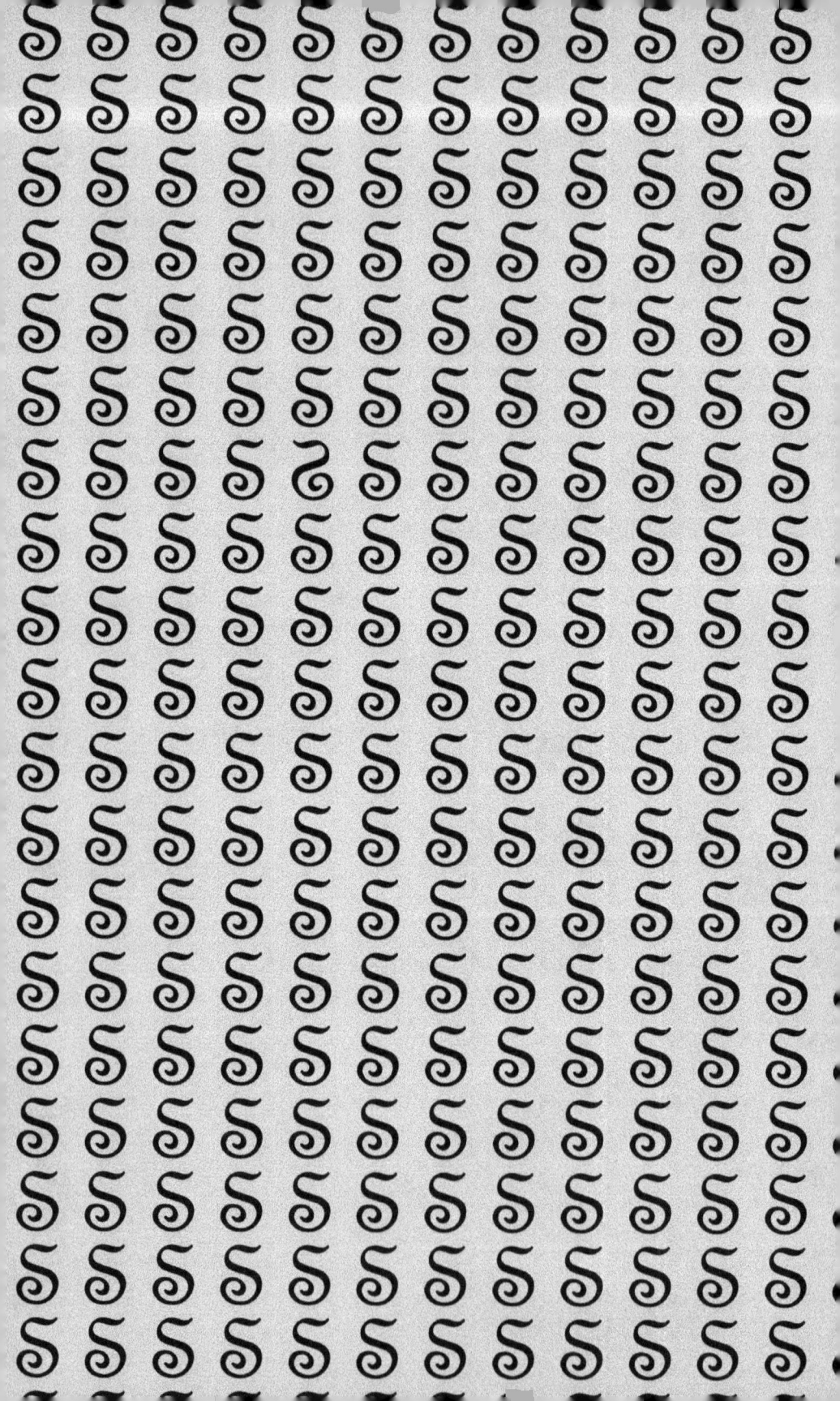

www.ingramcontent.com/pod-product-compliance
Lightning Source LLC
Chambersburg PA
CBHW071348290326
41933CB00041B/3060